BEI GRIN MACHT SICH IHR WISSEN BEZAHLT

- Wir veröffentlichen Ihre Hausarbeit,
  Bachelor- und Masterarbeit

- Ihr eigenes eBook und Buch -
  weltweit in allen wichtigen Shops

- Verdienen Sie an jedem Verkauf

Jetzt bei www.GRIN.com hochladen
und kostenlos publizieren

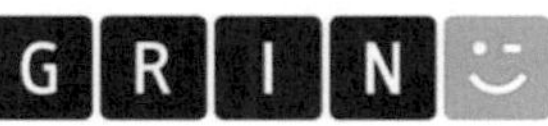

Erika Redinger

Kooperationsmöglichkeiten im Krankenhaus

GRIN Verlag

Bibliografische Information der Deutschen Nationalbibliothek:

Die Deutsche Bibliothek verzeichnet diese Publikation in der Deutschen National-
bibliografie; detaillierte bibliografische Daten sind im Internet über http://dnb.d-
nb.de/ abrufbar.

Impressum:

Copyright © 2008 GRIN Verlag GmbH
Druck und Bindung: Books on Demand GmbH, Norderstedt Germany
ISBN: 978-3-640-12169-4

Dieses Buch bei GRIN:

http://www.grin.com/de/e-book/112459/kooperationsmoeglichkeiten-im-kranken-
haus

AKM

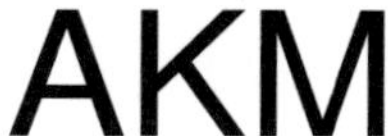

Kooperationsmöglichkeiten im Krankenhaus

Hausarbeit zur Erlangung des Grades eines Krankenhausbetriebswirts (VKD)

an der Akademie für Krankenhaus- und Gesundheitsmanagement (AKM) eV Ingolstadt

Eingereicht von:

Erika Redinger

4. Studiensemester

Abgabedatum: 05. Dez. 2007

Inhaltsverzeichnis

Abkürzungsverzeichnis

VÄndG   Vertragsarztrechtsänderungsgesetz

idF   In der Form

i.d.R.   In der Regel

NRW   Nordreinwestfalen

BSG   Bundessozialgericht

Ü-Schein   Überweisungsschein

1 Einführung

1.1 Einleitung

Der Bereich Marketing gewinnt im sozialpolitischen Bereich zunehmend an Bedeutung. Die Ursachen liegen hauptsächlich in der Um- bzw. Neustrukturierungen der Gesundheitsreform durch die Bundesregierung. Dies hat Auswirkungen auf die Kostenplanung, die Marktstrategie und wandelt den Patienten immer mehr zum Kunden.

Durch den wachsenden und immer stärker werdenden Wettbewerbsdruck müssen Krankenhäuser ihre Unternehmenspolitik der freien Marktwirtschaft anpassen, um kostendeckend wirtschaften zu können.

Deshalb ist es unbedingt erforderlich, ein zeitgemäßes Marketingkonzept zu erarbeiten und so umzusetzen, dass neue Ressourcen und Märkte aufgebaut werden, um dadurch eine Kundenbindung zu gewährleisten und zu erhalten.

1.2 Ziel der Arbeit

In der vorliegenden Hausarbeit sollen die Kooperationsmöglichkeiten von Krankenhäusern mit Vertragsärzten unter Berücksichtigung des Vertragsarztrechtsänderungsgesetzes (VÄndG) dargestellt werden.

Ein wesentliches Problem bei der Konzeption von Kooperationsstrategien sind die zu beachtenden rechtlichen Rahmenbedingungen, die durch die Rechtsprechung ständig im Fluss sind.[1] An dieser Stelle kann nur exemplarisch auf die vielfältigen rechtlichen Probleme eingegangen werden.

In einem Praxisbeispiel wird der Fall einer „falschen" Überweisung beschrieben und anhand eines Soll-/Ist-Vergleichs werden die Möglichkeiten zur Verbesserung durch eine Kooperation dargestellt.

.

---

[1] Vgl. Specht (2005), S. 299

2 Theoretische Grundlagen von Kooperationen

Es gibt keine einheitliche Definition für den Begriff Kooperation. Es existiert eine Vielzahl möglicher Ausprägungsformen für diesen Begriff. Nach Kaufmann ist ein eindeutiges Merkmal einer Kooperation eine „Zusammenarbeit mit der Ausrichtung auf ein gemeinsames Ziel"[2]. Die Kooperationspartner bleiben rechtlich selbständig, jedoch geben die beteiligten Unternehmen einen Teil ihrer wirtschaftlichen Selbständigkeit auf. Grund für die Zusammenarbeit der Unternehmen ist i.d.R. das Ziel, die gemeinsame Wettbewerbsfähigkeit zu steigern.[3]

Bei einer Kooperation stehen in der Praxis unterschiedliche Formen von Unternehmensverbindungen zur Verfügung. Mögliche Formen sind dabei:

Gelegenheitsgesellschaften

Diese Form wird von Unternehmen gebildet, um zusammen bestimmte Geschäftsvorhaben für gemeinsame Rechnung abzuwickeln. Sie sind meist Gesellschaften des bürgerlichen Rechts.[4]

Interessengemeinschaften

Interessengemeinschaften sind Kooperationen (meist Gesellschaften des bürgerlichen Rechts) rechtlich und wirtschaftlich selbständig bleibender Unternehmen, die gemeinsam einen bestimmten wirtschaftlichen Zweck verfolgen.[5]

Kartelle

Das Kartell ist ein vertraglicher Zusammenschluss rechtlich und wirtschaftlich selbständiger Unternehmungen einer Branche zur Regelung bestimmter betrieblicher Funktionen.[6]

Gemeinschaftsunternehmen[7]

Ein Joint Venture ist eine Unternehmenskooperation bzw. eine Art von Unternehmenszusammenschluss. Bei dieser Form findet eine Kooperation

---

[2] Vgl. Barrantes, 2003, S. 10.
[3] Vgl. Wöhe (2000), S. 321 i.V.m. Olfert/ Pischulti (1999), S. 103.
[4]
http://www.wirtschaftslexikon24.net/d/gelegenheitsgesellschaften/gelegenheitsgesellschaften.htm; (Stand: 03.12.2007).
[5]
http://www.wirtschaftslexikon24.net/d/interessengemeinschaften/interessengemeinschaften.htm; (Stand: 03.12.2007).
[6] http://www.wirtschaftslexikon24.net/d/kartell/kartell.htm; (Stand: 03.12.2007).
[7] Im internationalen Bereich Joint Venture genannt.

zwischen in- und ausländischen Unternehmungen statt, bei der die Partner rechtlich selbständig bleiben.[8]

Kooperationen findet man in verschiedenen Bereichen. Vor allem in Distribution, Beschaffung und Absatz werden vertikale und horizontale Kooperationen eingesetzt.[9]

Die horizontale Kooperation ist im Gesundheitsbereich ein klassisches Kooperationsfeld zwischen Krankenkassen und Krankenhäusern.[10] Bei der vertikalen Kooperation findet eine sektorübergreifende Zusammenarbeit, z. B. zwischen den stationären und den ambulanten Bereichen, statt.[11]

Die Zusammenarbeit zwischen Krankenhäusern untereinander sowie zwischen Krankenhäusern mit ihren vor- und nachgelagerten Einrichtungen wird in dem Maß an Bedeutung gewinnen, wie der wirtschaftliche Druck auf die Spitäler steigt. Solche Kooperationen findet man verstärkt zwischen Spitälern desselben Rechtsträgers, aber auch verschiedener Rechtsträger, wie z. B. im Rahmen der Spitalsverbünde in Niederösterreich. Dabei werden von den einzelnen Kooperations-Spitälern bestimmte Schwerpunkte übernommen.

Zugleich entsteht ein Druck auf die Krankenhäuser zur Vernetzung zwischen ambulanten und stationären Bereichen, um eine „Doppelgleisigkeit" zu verhindern. Durch rechtliche Regelungen der Finanzierung und Zuständigkeiten wird die Vernetzung allerdings erschwert. Erste Entwicklungen gibt es in den öffentlichen Spitälern, in denen niedergelassene Ärzte ihre Patienten operieren und betreuen oder in denen ärztliche Ordinationen, meist durch Spitalsärzte, betrieben werden.[12]

---

[8] http://www.wirtschaftslexikon24.net/d/joint-venture/joint-venture.htm; (Stand: 03012.2007).
[9] Vgl. von Moeller (1995), S. 258-259.
[10] Vgl. Braun (1999), S. 147.
[11] Vgl. Braun (1999), S. 149.
[12] In Deutschland besteht diese Möglichkeit seit dem 1.1.2007 durch das Gesetz zur Änderung des Vertragsarztrechts.

3 Kooperationsmöglichkeiten von Krankenhäusern mit Ärzten

3.1 Rechtliche Rahmenbedingungen für die Tätigkeit von Vertragsärzten in Krankenhäusern unter Geltung des VÄndG

Am 1.1.2007 ist das Gesetz zur Änderung des Vertragsarztrechts und anderer Gesetze (Vertragsarztrechtsänderungsgesetz – VÄndG) in Kraft getreten. Ärztinnen und Ärzten, die gesetzlich Versicherte behandeln (Vertragsärzte), haben dadurch mehr Freiheiten bei der Berufsausübung. Erklärtes Ziel des Gesetzgebers war es, durch den Abbau zahlreicher Beschränkungen, die vertragsarztrechtliche Berufsausübung effizienter und damit wettbewerbsfähiger zu machen. Durch die Erleichterungen bei der vertragsarztrechtlichen Leistungserbringung haben sich insbesondere die Möglichkeiten für Kooperationen von niedergelassenen Kassenärzten und Krankenhäusern deutlich verbessert. Zugleich erfolgt eine Angleichung des Vertragsarztrechts an das ärztliche Berufsrecht.

Das Erscheinungsbild des Arztberufes ändert sich dadurch merklich. Wenn auch der überwiegende Teil der niedergelassenen Ärzte nach wie vor in Einzelpraxen bzw. Gemeinschaftspraxen oder Praxisgemeinschaften überschaubarer Größenordnung tätig ist, ist in den letzten Jahren doch ein deutlicher Trend zum weiteren Zusammenschluss von Ärzten in größeren Einheiten auszumachen. Beispiele dafür sind Gemeinschaftspraxen, die mit diversen Berufsträgern einer Fachrichtung zusammenarbeiten oder Medizinische Versorgungszentren, die mit ärztlichen Berufsträgern verschiedener Fachrichtungen kooperieren. Parallel hierzu ist aber auch ein zunehmendes Bemühen von niedergelassenen Ärzten und Krankenhäusern zu erkennen, in den verschiedensten Teilbereichen diesen Trend in die Praxis umzusetzen.

Nachfolgend werden verschiedene Möglichkeiten der vertikalen Kooperation von Ärzten mit Krankenhäusern dargestellt. Darüber hinaus gibt es zudem Medizinische Versorgungszentren durch Krankenhäuser gegründet, gemeinschaftliche Zusammenschlüsse von Krankenhäusern und niedergelassenen Ärzten sowie integrierte Versorgung.

3.2   Kooperation bei der wechselseitigen Nutzung von Infrastruktur

Schon in der Vergangenheit haben niedergelassene Ärzte und Krankenhäuser aus Kostengründen nach Formen der Zusammenarbeit bei der Nutzung der Infrastruktur gesucht. So können niedergelassene Ärzte die Krankenhausinfrastruktur nutzen oder umgekehrt kleinere Krankenhäuser bei der Auslastung von teuren medizinischen Geräten auf niedergelassene Ärzte zurückgreifen. Sowohl das Krankenhaus als auch die niedergelassenen Ärzte bewahren hierbei ihre Selbständigkeit. Gegebenenfalls kommt es in Teilbereichen zu einer schuldrechtlichen Vereinbarung über die Zusammenarbeit bzw. zur Gründung einer BGB-Gesellschaft für die gemeinschaftliche Anschaffung von Apparaten. Im Außenverhältnis bleibt die Betreuung der eigenen Patienten für das Krankenhaus aber auch den niedergelassenen Arzt bestehen. Bei der Abrechnung des Patienten kommt es grundsätzlich zu keinen Veränderungen gegenüber dem Regelfall. Der niedergelassene Arzt rechnet seine Leistungen gegenüber Privatpatienten weiterhin selbst ab bzw. erhält seine vertragsärztlichen Leistungen von der Kassenärztlichen Vereinigung vergütet.

3.3   Paralleltätigkeit als Krankenhausarzt und niedergelassener Arzt

Von sämtlichen vorstehend dargestellten Kooperationsformen, die dadurch gekennzeichnet sind, dass der Vertragsarzt – eine zutreffende berufs- und vertragsarztrechtliche Ausgestaltung unterstellt – seine Selbständigkeit und ärztliche (Weisungs-)Unabhängigkeit wahrt, sind jene Gestaltungen zu trennen, in denen Vertragsärzte zugleich auch als Krankenhausärzte tätig sind. Dies war nach bisherigem Recht nur auf Grundlage der sog. Konsiliararzttätigkeit denkbar. Das VÄndG hebt diese Restriktionen auf und lässt nunmehr auch ein darüber hinausgehendes Tätigwerden von Vertragsärzten quasi in Personalunion als (angestellte) Krankenhausärzte (auch Chefarzttätigkeiten) zu. Nach bislang geltendem Recht (§ 20 Abs. 2 Satz 1 Ärzte-Zulassungsverordnung) war für die Ausübung einer vertragsärztlichen Tätigkeit nicht geeignet, wer eine ärztliche Tätigkeit ausübte, die ihrem Wesen nach mit der Vertragsarzttätigkeit am Vertragsarztsitz nicht vereinbar war. Unvereinbarkeit war nach der

Rechtsprechung immer gegeben, wenn die Gefahr von Interessen- und Pflichtenkollisionen für den Vertragsarzt bestand. Dies bejahte das Bundessozialgericht in den Fällen, in denen durch die beiden Tätigkeiten das Recht der Versicherten auf eine freie Arztwahl eingeschränkt werden könnte (wenn sich beispielsweise die durch einen Vertragsarzt im Krankenhaus behandelten Patienten veranlasst sehen könnten, die postoperative Behandlung durch den Vertragsarzt durchzuführen) oder Nachteile für die Kostenträger denkbar wären. Damit war eine parallele Tätigkeit nur in Ausnahmefällen (z. B. bei Pathologen oder Laborärzten) möglich, insbesondere überall dort ausgeschlossen, wo ein Arzt aber Patientenkontakt hat. Die nunmehrige weitgehende Liberalisierung ist Folge einer Ergänzung des § 20 Abs. 2 Ärzte-Zulassungsordnung, wonach „die Tätigkeit in oder die Zusammenarbeit mit einem zugelassenen Krankenhaus nach § 108 SGB V oder einer Vorsorge- und Rehabilitationseinrichtung nach § 111 SGB V mit der Tätigkeit eines Vertragsarztes vereinbar ist". Damit ist die bisherige restriktive Rechtsprechung hinfällig und das parallele Tätigwerden grundsätzlich möglich. Unberührt bleibt hingegen die bereits weiter oben geschilderte und auf § 20 Abs. 1 Ärzte-Zulassungsordnung beruhende Rechtsprechung des Bundessozialgerichtes, wonach der zeitliche Umfang der Tätigkeit eines Vertragsarztes im Angestelltenverhältnis für ein Krankenhaus auf 13 Wochenstunden beschränkt ist. Diese Rechtsprechung gilt jedoch zunächst nur für Vertragsärzte mit Vollversorgungsauftrag. Wird hingegen der Versorgungsauftrag gemäß § 19 Abs. 2 Ärzte-Zulassungsverordnung idF des VÄndG auf die Hälfte beschränkt, ergibt sich ein deutlich erweitertes Gestaltungspotential für eine Zusammenarbeit. Möglich ist demnach beispielsweise, dass ein Chefarzt eine auf einen hälftigen Versorgungsauftrag beschränkte Vertragsarztzulassung erwirbt und fortan neben seiner allerdings auf den hälftigen Umfang zu reduzierenden Chefarzttätigkeit am Krankenhaus als Vertragsarzt tätig wird. Denkbar ist auch der umgekehrte Fall. Verdeutlicht man sich weiterhin, dass der Chefarzt seinen Vertragsarztsitz räumlich durchaus am Krankenhaus einrichten kann, kann das parallele Tätigwerden auch mit einer der eingangs beschriebenen Kooperationsformen kombiniert werden. Namentlich in den Bereichen der geräteintensiven Behandlung von Patienten (z. B. Radiologie,

Nuklearmedizin) ergeben sich gerade für kleinere Krankenhäuser, die weder entsprechendes medizinisches Gerät noch das hierfür benötigte ärztliche und nicht ärztliche Personal auslasten können, sehr vielversprechende Kooperationsmöglichkeiten. Aus Sicht von Krankenhäusern können diese Kooperationsmöglichkeiten in geeigneten Fallkonstellationen durch die Gründung von Medizinischen Versorgungszentren (MVZ) in eigener Trägerschaft oftmals durch die dadurch eröffnete Möglichkeit, im ambulanten Bereicht an der kassenärztlichen Versorgung teilzunehmen, wirtschaftlich noch optimiert werden. Für das Tätigwerden an in Nordrhein-Westfalen gelegenen Krankenhäusern ist aus Sicht der Vertragsärzte wiederum die Regelung des § 36 Abs. 2 S. 2 Krankenhausgesetz NRW zu beachten, dessen inhaltliche Reichweite bzw. rechtlicher Fortbestand unter Geltung des VÄndG (siehe oben) zweifelhaft ist.

3.4 Belegarzttätigkeit

Kein Fall einer echten Zusammenarbeit im Bereich der Patientenversorgung stellt hingegen die Belegarzttätigkeit dar. §121 Abs. 2 SGB V, der durch das VÄndG unverändert geblieben ist, enthält eine Legaldefinition des Begriffs „Belegarzt". Danach sind Belegärzte im Sinne dieses Gesetzbuches nicht am Krankenhaus angestellte Vertragsärzte, die berechtigt sind, ihre Patienten (Belegpatienten) im Krankenhaus unter Inanspruchnahme der hierfür bereitgestellten Dienste, Einrichtungen und Mittel vollstationär oder teilstationär zu behandeln, ohne hierfür vom Krankenhaus eine Vergütung zu erhalten. Während das Krankenhaus nur die Unterbringung und Verpflegung erbringt, ist der Belegarzt für eine umfassende ärztliche Betreuung seiner Patienten verantwortlich. Die Anerkennung als Belegarzt bedingt, dass an dem betreffenden Krankenhaus eine Belegabteilung der entsprechenden Fachrichtung nach Maßgabe der Gebietsbezeichnung (Schwerpunkt) der Weiterbildungsordnung in Übereinstimmung mit dem Krankenhausplan oder mit dem Versorgungsvertrag eingerichtet ist und der Praxissitz des Vertragsarztes im Einzugsbereich dieser Belegabteilung liegt. Belegärztliche Leistungen werden ausschließlich aus der vertragsärztlichen Gesamtvergütung vergütet. Das Krankenhaus darf demgegenüber die Tätigkeit des Belegarztes in keiner Weise honorieren.

3.5   Kooperation bei der Patientenversorgung

Oftmals werden es Krankenhaus und Vertragsarzt jedoch nicht bei der räumlichen Anbindung bzw. gemeinsamen Nutzung von Infrastruktur belassen wollen. Vielmehr streben die Beteiligten in vielen Fällen auch eine Zusammenarbeit im Bereich der Patientenversorgung an.

Häufig bedingt dies eine vollständige (räumliche) Verlagerung des Praxissitzes ans Krankenhaus. Dies ist denkbar, wenn und soweit die Praxisräumlichkeiten gegenüber dem Krankenhausbetrieb abgrenzbar sind, mithin also die Patienten erkennen können, ob sie durch den niedergelassenen Arzt oder das Krankenhaus behandelt werden. In Bezug auf die Zusammenarbeit bei der Patientenversorgung ist stets der Grundsatz der freien Arztwahl zu beachten. So können sich weder das Krankenhaus noch der Niedergelassene vertraglich binden, noch wechselseitig "Patientengut" zur Durchführung einer Operation an das Krankhaus oder umgekehrt zur postoperativen Behandlung durch den Niedergelassenen „zuweisen". Erbringt der niedergelassene Arzt ärztliche Leistungen gegenüber Krankenhauspatienten, sind diese aufgrund der getroffenen Absprachen im Verhältnis von Arzt und Krankenhaus – nicht jedoch gegenüber den Kassenärztlichen Vereinigungen – abzurechnen. Vorsicht ist geboten, wenn die dem Vertragsarzt gewährte Vergütung die Honorare nach der GoÄ übersteigt, da hierin ein Indiz für ein nach § 31 der Musterberufsordnung für Ärzte verbotenes Zuweisungsentgelt liegen könnte. Auch in zeitlicher Hinsicht gibt es Restriktionen. Eine darüber hinaus zu beachtende zulassungsrechtliche Beschränkung für das Tätigwerden von Vertragsärzten in einem Krankenhaus folgt aus der Regelung des § 20 Abs. 1 Ärzte-Zulassungsverordnung. Die Regelung ist auf Grundlage der Rechtsprechung des Bundessozialgerichtes dahingehend auszulegen, dass von vorneherein nur solche Tätigkeiten mit der Tätigkeit als Vertragsarzt vereinbar sind, deren wöchentlicher Zeitaufwand nicht mehr als 13 Stunden beträgt. Da § 20 Abs. 1 Ärzte-Zulassungsverordnung durch das VÄndG unverändert geblieben ist, geht die überwiegende Meinung derzeit auch noch davon aus, dass die v. g. Rechtsprechung des BSG weiterhin Anwendung findet und damit zu beachten ist. Nichts desto trotz hat das VÄndG durch die nunmehr gesetzlich geregelte Möglichkeit einer „Teilzulassung" zur vertragsärztlichen Versorgung eine erhebliche Liberalisierung bewirkt (vgl. § 19a Abs. 2 Ärzte-Zulassungsverordnung idF des VÄndG). Insofern ist seit Jahresbeginn eine Beschränkung des Versorgungsauftrages bis auf die Hälfte des Vollversorgungsauftrages denkbar. Eine solche Beschränkung kann im Rahmen der Erstzulassung beantragt werden. Zulässig ist auch eine nachträgliche Beschränkung des Versorgungsauftrages. Liegt eine in dieser Weise begrenzte „Teilzulassung" vor, eröffnet dies für den niedergelassenen Arzt zugleich zeitlichen Spielraum für eine weitergehende Kooperation mit Krankenhäusern bei der Patientenversorgung. Namentlich kommt die v. g. Nebentätigkeitsbegrenzung auf 13 Stunden nicht zur Anwendung, so dass anderweitige Nebentätigkeiten, beispielsweise im Rahmen der vorstehend beschriebenen Versorgung von Krankenhauspatienten denkbar sind.

4   Praxisbeispiel – Spezialsprechstunde

Im Folgenden wird anhand des Beispiels einer „falschen" Überweisung der Soll-Zustand erläutert, der Ist-Zustand dargestellt und eine adäquate Marketing-Lösung präsentiert.

Beispiel: „Falsche" Überweisung:

<u>Soll-Zustand:</u>

1.) Kunde ruft an und will einen Untersuchungstermin

2.) Klärung welche Art von Überweisungsschein vorliegt (z. B. Hausarzt an Facharzt, Facharzt an Klinik)

3.) Verschiedene Fälle:

➔ Wenn richtiger Ü-Schein vorliegt, dann Terminvereinbarung in der Klinik

➔ Wenn kein richtiger Ü-Schein vorliegt, Patienten über richtige Vorgehensweise aufklären und an Facharzt verweisen, um dann mit richtigem Ü-Schein weiter zu Punkt 4

4.) Behandlung des Patienten

5.) Abrechnung mit der Krankenkasse

<u>Ist-Zustand:</u>

1.) Kunde ruft an und will einen Untersuchungstermin

2.) Klärung welche Art von Überweisungsschein vorliegt (falscher Ü-Schein)

3.) Annahme des Patienten und Vergabe eines Termins trotz falschem Überweisungsschein und fehlender Diagnostik, Unterlagen usw.

4.) Behandlung mit folgender Problematik :

➔ Erstellung der Diagnose statt des vorgelagerten Facharztes

➔ unnötige Ressourcenbindung (z. B. Röntgennachholung usw.)

➔ unnötige/unzumutbare Wartezeiten für den Patienten

➔ Kostenbindender Service, der nicht abrechenbar ist

<u>Optimierte wirtschaftliche Lösung, die eine korrekte Abrechnung ermöglicht:</u>

1.) Kunde ruft an und will einen Termin

2.) Klärung welche Art von Überweisungsschein vorliegt (falscher Ü-Schein)

3.) Wenn eine falsche Überweisung vorliegt, wird ein Termin vergeben und der Patient an einen mit der Klinik kooperierenden Facharzt weitergeleitet, der die Diagnostik erstellt und diesen an die Klinik überweist

4.) Behandlung des Patienten

5.) Abrechnung mit der Krankenkasse

Durch die vorgeschlagene Vorgehensweise werden Kosten bei hoher Kundenzufriedenheit gedeckt und für eine gute Mundpropaganda gesorgt.

Da in der Klinik das Soll-Ist-Verhältnis sehr stark auseinander klaffte, wurde eine Kooperation mit einer ehemalig angestellten Fachärztin, die nun im niedergelassenen Bereich arbeitet, geschlossen. Diese hat für Klinikpatienten eine Spezialsprechstunde an den Tagen Dienstag und Donnerstag zwischen 11 – 13 Uhr eingerichtet. Dadurch wurde für die Kunden als auch für die Klinik sichergestellt, dass Termine, Unterlagen und Wartezeiten verkürzt, Kosten gespart bzw. entsprechend von den Krankenkassen übernommen werden. Alle Bereiche sind dadurch kostendeckend bzw. -günstig und für alle Beteiligten zufriedenstellend gelöst.

5   Fazit

Neben den anerkannten Kooperationsformen zwischen Vertragsärzten und Krankenhäusern bringt das VÄndG sowohl aus Sicht der niedergelassenen Ärzte als auch der Krankenhäuser eine erhebliche Liberalisierung und damit Vereinfachung der Zusammenarbeit mit sich. Es steht deshalb zu erwarten, dass diese Kooperationen vor dem Hintergrund des stetigwachsenden Umsatz- und Kostendruckes erheblich zunehmen werden. Abzuwarten bleibt, wie sich die Genehmigungspraxis der Zulassungsausschüsse in der Praxis gestalten wird. In allen Fällen geplanter Kooperationen empfiehlt sich deshalb eine umfassende rechtliche Vorbereitung und Prüfung, die neben den zulassungs- und berufsrechtlichen Aspekten auch eine Prüfung der steuerlichen sowie gesellschafts- und arbeitsrechtlichen Gesichtspunkte umfasst. Bei freien gemeinnützigen Krankenhausträgern sind zudem die gemeinnützigkeitsrechtlichen Rahmenbedingungen sowie insbesondere bei öffentlichen Trägern die Vergabevorschriften im Auge zu behalten. Es wird immer klarer und deutlicher, dass es für die niedergelassenen Ärzte und die Krankenhäuser besser ist eher in Kooperation als in Konkurrenz zu treten. Dies hat der Gesetzgeber erkannt und die Rahmenbedingungen bzw. die Weichen dafür gestellt.

Literaturverzeichnis

Barrantes, Luis (2003): Einsatzmöglichkeiten der FMEA zur Planung und Steuerung von Kooperationen, Bristol.

Braun, Günther E. (Hrsg.) (1999): Handbuch Krankenhausmanagement, Stuttgart.

Olfert, Klaus/ Pischulti, Helmut (1999): Unternehmensführung, Ludwigshafen.

Specht, Günter/ Fritz, Wolfgang (2005): Distributionsmanagement, 4. Auflage, Stuttgart.

von Moeller, Krischan (1995): Marktprozesse in der Distributionswirtschaft, Wiesbaden.

Wöhe, Günter: Einführung in die allgemeine Betriebswirtschaftslehre, 20. Auflage, München.